CONTRIBUTION A L'ÉTUDE

DE

L'ÉTIOLOGIE

DE LA TUBERCULOSE

PAR

Le Dr Jules BARET

Ancien interne de l'Asile public d'aliénés de Saint-Robert (Isère)
et de Montdevergues (Vaucluse)

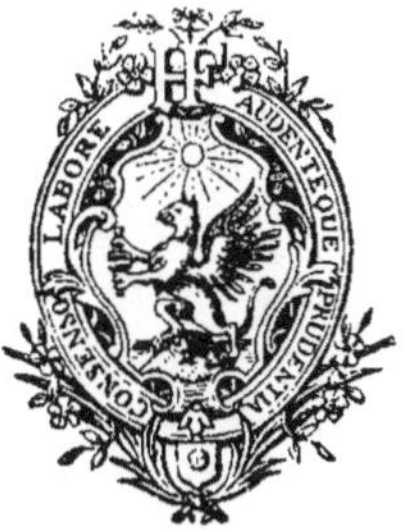

MONTPELLIER
IMPRIMERIE CENTRALE DU MIDI
(HAMELIN FRÈRES)

1892

CONTRIBUTION A L'ÉTUDE

DE L'ÉTIOLOGIE

DE LA TUBERCULOSE

CONTRIBUTION A L'ÉTUDE

DE

L'ÉTIOLOGIE

DE LA TUBERCULOSE

PAR

Le Dr Jules BARET

Ancien interne de l'Asile public d'aliénés de Saint-Robert (Isère)
et de Montdevergues (Vaucluse)

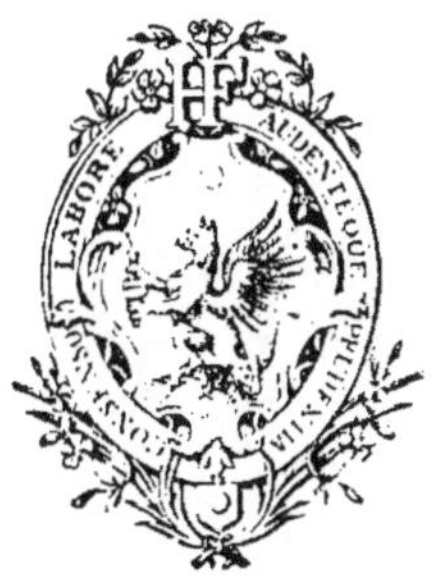

MONTPELLIER
IMPRIMERIE CENTRALE DU MIDI
(HAMELIN FRÈRES)

—

1892

A MON PÈRE

A MA MÈRE

A MON FRÈRE

J. BARET.

A TOUS MES PARENTS

A MES AMIS

J. BARET.

INTRODUCTION

L'étiologie de la tuberculose a suscité et suscitera encore de nombreuses discussions.

Longtemps on en fit une affection directement héréditaire transmise des ascendants aux descendants avec ou sans interruptions de continuité dans l'arbre généalogique. La tuberculose était diathésique, transmissible en ligne directe ou collatérale. Avec la découverte de l'agent infectieux, les théories paraissent changer : l'hérédité est fortement battue en brèche. En 1872, trois médecins grecs avaient déjà commencé à ébranler les bases de la diathèse tuberculeuse. Ils inoculèrent des crachats tuberculeux d'un homme de cinquante-cinq ans, atteint de gangrène du gros orteil du pied gauche par oblitération de l'artère fémorale. Rien chez lui ne pouvait faire admettre une prédisposition à la tuberculose ; les poumons, examinés avec le plus grand soin, paraissaient absolument sains. Trois semaines après, on apercevait au sommet droit les signes d'une induration commençante. Le trente-huitième jour après l'inoculation, le malade mourut de la gangrène. A l'autopsie, on trouva au sommet du poumon droit dix-sept petits tubercules du volume d'un grain de moutarde à celui d'une lentille.

Il y avait deux tubercules semblables au sommet du poumon gauche, deux autres à la face convexe du foie.

De nombreux travaux établirent alors d'une façon indéniable l'inoculabilité de la tuberculose.

Le 24 mars 1882, Koch présente à la Société de physique de Berlin son mémoire sur le parasite de la tuberculose.

La tuberculose devient une affection contagieuse, l'hérédité est reléguée au dernier rang. Cependant, quand on étudie les modes de transmission de la tuberculose, la contamination par inhalation, par inoculation, *ab ingestis*, on fait un retour à la théorie héréditaire et on se demande : l'ascendant ne transmet-il pas, en le procréant, la graine tuberculeuse à son descendant ?

C'est cette question qui fait actuellement le sujet de nombreuses recherches et prête à discussion.

Nous n'avons pas l'intention d'apporter ici aucune recherche personnelle sur cette question : notre rôle s'est borné à recueillir les faits publiés, à les classer, les critiquer, et indiquer enfin, ce que nos connaissances actuelles nous permettent d'admettre ou de repousser.

Ayant négligé, comme le recommande Horace, d'examiner avant d'entreprendre cette étude, *quid valeant sustineri humeri, quid ferre recusent*, nous ne nous illusionnons pas sur la valeur de notre œuvre, pour laquelle nous sollicitons l'indulgence de nos Juges.

Nous remercions bien sincèrement M. le professeur Hamelin pour l'honneur qu'il nous a fait en acceptant la présidence de notre thèse.

M. le professeur agrégé Blaise a droit à toute notre reconnaissance pour nous avoir aidé de ses précieux conseils et soutenu de sa toujours jeune amitié.

Nos Maîtres de cette École nous tiendront compte du désir que nous avons eu de bien faire ; mais, avant de quitter cette Faculté, nous tenons à les remercier de la bienveillance qu'ils nous ont toujours montrée et à leur assurer que nous garderons toujours leur sympathique souvenir.

Dans une première partie, nous étudierons la tuberculose héréditaire et les conclusions que nous pouvons tirer des recherches statistiques, des faits cliniques, des faits expérimentaux.

Nous rechercherons les modes de transmission du bacille de l'organisme paternel et maternel à l'embryon.

Dans une seconde partie, nous étudierons la contagion de la tuberculose.

Nous terminerons en examinant ce qu'il faut entendre par prédisposition et terrain tuberculisable.

CONTRIBUTION A L'ÉTUDE

DE L'ÉTIOLOGIE

DE LA TUBERCULOSE

PREMIÈRE PARTIE

HÉRÉDITÉ DE LA TUBERCULOSE

L'existence de la tuberculose héréditaire repose sur trois séries de faits, sur trois ordres de preuves : les statistiques, les observations cliniques, les expériences sur les animaux.

Définissons d'abord ce qu'on entend par l'hérédité de la tuberculose.

Dire qu'il y a hérédité, c'est admettre qu'au moment de sa naissance l'enfant est porteur de bacilles qui lui ont été transmis par ses ascendants.

Voyons d'abord ce que nous apprennent les statistiques à ce sujet.

1° ÉTUDE STATISTIQUE

Tout d'abord, il est une question préjudicielle qui s'impose, c'est la limitation de l'hérédité. En effet, nous verrons que cette extension qu'on a voulu donner à l'hérédité contre la contagion diminue considérablement quand on étudie la valeur des nombreuses statistiques qu'ont apportées les auteurs.

Devons-nous entendre l'hérédité d'une façon aussi large que celle qui est exprimée dans l'opinion suivante : « Toutes les fois que l'on trouve un tuberculeux dans une famille, on n'a qu'à la bien chercher et l'on finit toujours par retrouver une souche tuberculeuse, oncle, tante, grand-père, grand-mère ou collatéraux de ceux-ci. »

Vallin fait remarquer qu'en comprenant l'hérédité de la sorte, il ne serait pas difficile d'établir la nature héréditaire d'une maladie quelconque un peu commune, la variole, par exemple, ou la fièvre typhoïde. En effet, supposons avec lui que chaque mariage donne naissance à une moyenne de trois enfants, et constituons ainsi une famille. Un homme de quarante ans aura pu connaître vingt membres de sa famille et avoir des renseignements certains sur leur histoire pathologique ; ces vingt membres se répartissent ainsi :

Le grand-père paternel et deux frères de celui-ci	3
La grand-mère paternelle et deux sœurs de celle-ci	3
De même pour le grand-père et la grand-mère maternels.	6
Son père et deux oncles	3
Sa mère et ses deux sœurs	3
Son frère et sa sœur	2
	20

A ce chiffre, il faut joindre 20 membres de la ligne paternelle, ce qui porte à 40 le nombre des ascendants ou collatéraux sur lesquels il peut avoir des renseignements. Supposons que l'enfant de cet individu vienne à mourir de la fièvre typhoïde ou de la variole, il serait bien étonnant que, sur les 40 parents, nous n'en trouvions pas au moins un qui ait été atteint de pareille maladie. Et dirons-nous après cela que la fièvre typhoïde ou la variole soit héréditaire? Ce serait absurde.

Dans cette question d'hérédité, une critique rigoureuse et prudente doit donc se borner à rechercher l'hérédité directe, celle qui vient du père et de la mère, et laisser de côté non seulement l'hérédité collatérale, mais encore ce qu'on appelle l'hérédité en retour ou atavisme.

En effet, l'hérédité en retour ne peut être sérieusement mise en ligne de compte, ni apporter à l'observateur des documents précis. Prenons le père de famille de tout à l'heure dont un enfant devient tuberculeux, recherchons les antécédents directs de cette famille:

Les deux grands-pères et deux grands-mères du mari	4
Les deux grands-pères et deux grands-mères de la femme	4
Le père et la mère du mari	2
Le père et la mère de la femme. . . .	2
Lui-même et sa femme	2
	14

Si, sur ces 14 personnes, nous en trouvons une atteinte de tuberculose, ferons-nous, d'après cela, de l'affection de l'enfant une tuberculose héréditaire? Ce serait entrer dans le domaine des suppositions les plus douteuses.

Nous croyons donc agir sagement dans l'analyse de toutes les enquêtes qu'on a faites sur la tuberculose, en ne tenant compte que de l'hérédité du père et de la mère.

De même, dans les résultats de ces enquêtes nombreuses et longues, nous trouvons des causes d'erreurs frappantes. Nous prenons, par exemple, une série de familles qui nous a donné tant pour cent de tuberculeux. Une autre série de familles nous donne tant pour cent de tuberculeux. Mais si les membres des familles de la seconde série sont quatre fois plus nombreux que ceux de la première série, quoique le pourcentage nous accuse un nombre double de tuberculeux, il sera en réalité deux fois moindre que dans la série des premières familles.

Cette cause d'erreur a été reprochée par Vallin aux mémoires de Leudet.

Leudet cite 55 familles qu'il considère comme indemnes de tuberculose, puisque chacune d'elles n'a fourni qu'un seul tuberculeux. A ce groupe il en oppose un second où 88 familles ont présenté de 2 à 11 tuberculeux par famille. Au premier abord, la différence paraît considérable, mais elle se réduit à des proportions plus modestes, si l'on cherche la moyenne des personnes composant chaque famille. Celles que Leudet considère comme indemnes de tuberculose comprenaient en moyenne 7,5 personnes par famille ; tandis que celles où cette hérédité est au minimum (11 par famille) ne comprenaient pas moins de 40 membres.

Dans le premier groupe, nous trouvons donc 1 tuberculeux par 7,5 personnes ; dans le second, 1 tuberculeux par 3,6. La proportion est donc de 1 à 2 au lieu d'être de 1 à 11.

Aussi est-ce en procédant ainsi que Leudet arrivait à trouver que, sur 100 tuberculeux, il y en aurait 50 dont la maladie serait imputable à l'hérédité.

Si nous repassons les autres statistiques, nous voyons que les chiffres varient :

Barth et Louis admettent l'hérédité dans	1/2 des cas
Lebert l'admet dans	1/6 —
Piorry, Pidoux, Walsche, l'admettent dans	1/4 —
Briquet, Cotton, l'admettent dans	1/3 —
Portal l'admet dans	2/3 —
Rufz l'admet dans	5/6 —
Hérard et Cornil l'admettent dans	38 % —
Mayet l'admet dans	70 % —

Cherchant à éclairer la question d'hérédité, Baumgarten a voulu déterminer s'il existait un rapport entre l'époque de la manifestation de la tuberculose chez l'ascendant et son apparition chez le descendant. Sa statistique démontre que la tuberculose se manifeste chez l'ascendant à l'âge de 55 ans ; la maladie apparaît en général chez le descendant à l'âge du maximum de fréquence de l'affection, c'est-à-dire de 13 à 35 ans.

Hanot a cherché à démontrer que, tandis que la phtisie acquise se manifeste assez tardivement, la phtisie héréditaire se développe le plus souvent dans l'enfance et la jeunesse. Il en a donné la statistique suivante :

Atteints de tuberculose	acquise	héréditaire
De 3 à 10 ans	»	5
De 11 à 20 ans	10	33
De 21 à 30 ans	12	36
De 31 à 40 ans	26	18
De 41 à 50 ans	2	8
De 51 à 60 ans	3	5
	53	105

Les statistiques sont presque unanimes quand il s'agit de constater la rareté de la tuberculose dans la première enfance.

Prenons les travaux statistiques d'Hervieux (cité par Landouzy et Queyrat), de Frœbelius, de Pomme, de Biedert, de Landouzy, de Queyrat, de Schwer (de Kiel), et nous voyons que, sur 55,058 observations ou autopsies d'enfants au-dessous de deux ans, on a noté 2,466 cas de tuberculose, soit 4, 5 pour 100.

Lannelongue a observé 1,005 cas de tuberculose externe chez les enfants, et, au point de vue de l'âge, il les range ainsi :

De 1 semaine à 4 semaines . . .	4	cas
De 5 — à 9 — . . .	6	—
De 9 — à 5 mois	17	—
De 6 mois à 12 mois.	60	—
De 1 an à 2 ans.	144	—
A 3 ans	107	—
A 4 ans	108	—
A 5 ans	99	—
A 6 ans	95	—
A 7 ans	73	—
A 8 ans	55	—
A 9 ans	28	—
A 10 ans	48	—
A 11 ans	39	—
A 12 ans	28	—
A 13 ans	30	—
A 14 ans	19	—
A 15 ans	9	—

Cette statistique chirurgicale est intéressante à rapprocher de la statistique médicale de Schwer.

Les cas de Schwer se répartissent ainsi :

Sur 263	enfants	de	1 jour à 4 sem.	0	tuberculeux.
Sur 123	—	de	5 sem. à 9 —	1	—
Sur 144	—	de	9 — à 5 mois	15	—
Sur 160	—	de	6 mois à 12 —	28	—
Sur 188	—	de	2 ans	49	—
Sur 104	—	de	3 ans	47	—
Sur 82	—	de	4 ans	27	—
Sur 53	—	de	5 ans	20	—
Sur 112	—	de	6 à 10 ans. . .	40	—
Sur 89	—	de	11 à 15 ans. . .	28	—

Ces deux statistiques concordent en ce point que toutes les deux établissent que la fréquence de la tuberculose, chez les enfants, atteint son maximum entre 2 et 10 ans.

Les différences portent sur ce fait que Schwer n'a constaté qu'une fois la tuberculose chez des enfants de 1 à 9 semaines, et Lannelongue 10 fois. Cette proportion minime de tuberculose infantile qu'accusent les premières statistiques est certainement exagérée : les travaux plus récents nous montrent la tuberculose beaucoup plus fréquente dans la première enfance.

Zwickh, en particulier, a constaté pour les décès par tuberculose un premier maximum de mortalité de 0 à 3 ans : il serait alors de 500 pour 100,000 ; de 3 à 5 ans, la mortalité est de 100 pour 100,000 ; vers 20 ans, elle atteint le chiffre primitif de 500 pour 100,000 ; vers 65 ans, la courbe monte et atteint 700 pour 100,000.

Le premier maximum serait dû, d'après Zwickh, à la mort de tous les héréditaires.

Mais, quant à la valeur intrinsèque de ces statistiques, nous voyons qu'elle est nulle, que l'analyse des cas n'est point assez exacte ; donc elles ne peuvent nous servir à établir l'étiologie de la tuberculose en dehors de la contagion.

Mais il est un autre point de vue que ces statistiques paraissent établir d'une façon plus certaine : c'est, dans les faits de transmission, l'influence différente qu'ont la tuberculose paternelle et la tuberculose maternelle isolées.

Des observations qui lui furent adressées, Vallin tire cette conclusion : que l'hérédité tuberculeuse se transmet bien plus souvent de la mère aux enfants, que du père aux enfants. Lorsque le père est tuberculeux et que la mère ne l'est pas, il est assez rare que l'enfant soit porteur de la maladie. Les chances de l'enfant de devenir tuberculeux sont beaucoup plus grandes quand la mère était déjà atteinte au moment de la conception.

« Dans 38 ménages où la femme était tuberculeuse et le mari sain, nous dit Leudet, 21 eurent des enfants tuberculeux.

» Dans 23 ménages où le mari était tuberculeux et la femme indemne, 11 ménages eurent des enfants tuberculeux. »

De cette constatation il résulte que la femme peut procréer des enfants tuberculeux, sans être elle-même contaminée.

2° FAITS CLINIQUES

Les recherches cliniques tendant à établir la transmission directe de la tuberculose ont porté sur l'homme et sur les animaux.

Ces cas, rares d'abord, se sont multipliés depuis quelques années.

Voyons d'abord l'hérédité de la tuberculose chez les animaux.

Johne (de Dresde) examina en 1885 un fœtus de huit mois, qui fut trouvé dans l'utérus sain d'une vache phtisique.

Des coupes histologiques du foie, des ganglions bronchiques et hépatiques, permirent de déceler la présence des bacilles caractéristiques dans la plupart des cellules géantes ; ils étaient au nombre d'un à deux par cellule. Les poumons étaient sains, sauf la base du poumon droit, qui présentait quelques granulations.

Malvoz et Brouwier, en 1889, nous rapportent deux observations aussi probantes que celles de Johne ; les voici :

« Le 25 janvier 1889, nous recevons de M. Lefèvre, médecin vétérinaire, le foie et les poumons, accompagnés de leurs ganglions, d'un fœtus de huit mois trouvé dans la matrice d'une vache atteinte de tuberculose généralisée (l'utérus de celle-ci était pourtant indemne). Le foie mesure 11-7-3 centimètres : à sa face inférieure, on reconnaît le cordon ombilical rampant dans le sillon antéro-postérieur gauche et se bifurquant en deux branches secondaires dont les subdivisions se perdent dans la substance hépatique. Tout le long de la branche transversale de bifurcation sont appendus, au niveau du hile de l'organe, une dizaine de ganglions lymphatiques, dont les uns mesurent à peu près 4 millimètres, suivant leur plus grand diamètre, les autres jusqu'à 1 centimètre.

Ces ganglions présentent presque tous, à peu près à leur centre, un petit foyer irrégulier, formé par la confluence de petits points caséo-crétacés, gros chacun comme une tête d'épingle, se laissant énucléer facilement.

Dans la substance hépatique elle-même, on trouve, notamment, dans le voisinage de la face convexe de l'organe, quatre ou cinq granulations de quatre millimètres environ de diamètre, nettement limitées, d'une coloration blanc grisâtre, faisant saillie sous les capsules.

Quelques autres foyers. de même volume à peu près, se retrouvent plus profondément logés dans le parenchyme.

A l'endroit du hile pulmonaire, un peu au-dessous de la bifurcation de la trachée, on trouve un paquet formé d'une dizaine de ganglions lymphatiques. un peu plus volumineux que ceux du hile du foie.

Ces ganglions présentent à leur centre les mêmes petits points jaunâtres crétacés signalés dans les ganglions du foie.

Ni les poumons, d'aspect atélectasique, ni les plèvres, ne présentent de néoformation pathologique.

Les coupes microscopiques pratiquées à travers les nodosités du parenchyme hépatique ont montré que ces dernières étaient formées entièrement par des follicules dits tuberculeux, avec nombre de cellules géantes, à noyaux disposés à la périphérie de l'élément et au centre en coagulation nécrotique.

Ces foyers, d'apparence tuberculeuse, étaient véritablement incapsulés au sein de la substance hépatique.

Dans certaines coupes, nous avons de petites masses imprégnées de sels calcaires et nettement enkystées au milieu de follicules tuberculeux.

Nous avons recherché le bacille de Koch par la méthode de Hermann. Nous avons vu facilement quelques bacilles, cinq ou six dans certaines cellules géantes, et d'autres bacilles de même aspect disséminés dans le tissu de granulation lui-même.

Mais la nature véritablement tuberculeuse de ces lésions a été le mieux mise en évidence dans les coupes des ganglions du hile du foie et du poumon.

Partout, au sein des petits foyers jaunâtres signalés, nous avons vu de belles cellules géantes, typiques, et par la méthode de Hermann nous avons trouvé au sein de ces éléments plus nucléaires une quantité *énorme* de bacilles de Koch. Ceux-ci étaient disposés en une magnifique couronne à la périphérie de la cellule géante ; nous avons compté jusqu'à plus de cent bacilles dans certaines cellules. De nombreux microbes de même aspect étaient également disséminés partout au sein des follicules tuberculeux.

Pourquoi les bacilles apparaissent-ils plus nombreux ici que dans les granulations du foie, bien que les lésions hépatiques fussent de même ordre ?

Peut-être ce fait est-il dû à ce que, dans les lésions hépatiques qui sont les plus anciennes, les éléments parasitaires ont déjà subi des altérations qui les rendent moins sensibles à l'action des substances colorantes. Quoi qu'il en soit, la nature véritablement tuberculeuse de toutes les lésions est évidente.

Le 2 février 1889, l'un de nous trouve à l'abattoir de Liège les remarquables lésions suivantes chez un veau de six semaines :

A la surface du foie, du côté convexe, on trouve en un point une nodosité grisâtre, de 1 centimètre de diamètre environ, logée dans la substance hépatique ; une production du même genre, irrégulièrement triangulaire, siège en un autre point de la surface de l'organe.

Les ganglions du hile sont notablement hypertrophiés.

Le plus volumineux d'entre eux mesure environ 3 centimètres, suivant son plus grand axe ; à une de ses extrémités, on trouve un foyer caséo-crétacé de 1 centimètre d'étendue à peu près ; à l'autre extrémité existent de petites taches jaunâtres punctiformes.

Les autres ganglions sont plus petits ; il en est qui ne dépassent pas 6 à 7 millimètres, suivant leur plus grande longueur. Dans les uns, on trouve des foyers déjà crétacés, tandis que dans les plus petits il n'existe que des traînées jaunâtres parsemant la substance des ganglions, sans présenter de dégénérescence calcaire.

Au hile du poumon il existe deux paquets ganglionnaires : les ganglions ont à peu près les mêmes dimensions que ceux du foie ; ils présentent par-ci par-là des traînées jaunâtres, mais pas de calcification. Pas de lésions, ni aux poumons ni à l'intestin. Les coupes des granulations hépatiques et des ganglions montrent toutes de nombreuses et belles cellules géantes au sein de toutes ces lésions.

La méthode de Hermann a permis également de retrouver partout les bacilles de Koch, aussi nombreux en certains points que dans les foyers tuberculeux de l'observation première.

Chose curieuse, les follicules tuberculeux du foie se sont encore une fois montrés moins riches en bacilles que ceux des ganglions.

Il est hors de doute que la première de nos observations constitue un exemple, on ne peut plus net, typique, peut-on dire, de tuberculose acquise par voie placentaire. Les lésions ont certainement débuté par le parenchyme hépatique, là où les bacilles ont été déversés par la vessie ombilicale ; c'est du reste dans le foie que les altérations sont les plus volumineses et les plus anciennes. De là, les bacilles ont gagné les ganglions lymphatiques du hile du foie, puis du hile pulmonaire. *Les poumons étaient indemnes*, ce qui démontre une fois de plus que ce n'est pas là qu'il faut chercher de préférence les altérations de la tuberculose congénitale, fait du reste parfaitement en rapport avec l'absence de condition spéciale de nature à favoriser le dépôt des parasites venus du placenta dans cet organe.

Nous écartons absolument l'hypothèse d'une contamination bacillaire par l'ovule ou le sperme, précisément en raison de la localisation des lésions au foie, en rapport avec la cicatrisation ombilicale.

Quant à notre deuxième observation, elle doit être, nous semble-t-il, assimilée complètement à la première, au point de vue de l'origine maternelle de l'affection; les lésions ont le même siège, elles sont assez développées pour qu'on puisse supposer qu'elles remontent à une date antérieure à la naissance. On n'a pas noté enfin de tuberculose ni pulmonaire, ni digestive, et nous ne voyons guère pourquoi, s'il s'agissait d'une tuberculose acquise après la naissance, les parasites eussent été se loger là précisément où nous les avons retrouvés dans un cas de tuberculose congénitale évidente. »

Une troisième observation nous est fournie par Heller. Au Congrès de la tuberculose de Copenhague, en 1884, il a rapporté une observation de Scheuss et Grothaus. Ces deux auteurs trouvèrent, chez un fœtus de vache tuberculeuse, une tuberculisation avancée de la plèvre et du péritoine.

Le quatrième cas a été observé par Csokor.

En faisant l'autopsie d'une vache pleine, atteinte de tuberculose aiguë des séreuses, Csokor a trouvé un fœtus parfaitement développé, qui portait dans le ligament hépato-duodénal six ganglions lymphatiques tuméfiés, caséifiés partiellement. A la périphérie, ces ganglions offraient de nombreux tubercules avec cellules géantes, cellules épithéloïdes et bacilles.

Donc la tuberculose se transmet de la mère au fœtus, et celui-ci peut présenter non seulement des tubercules en plein développement, mais même des tubercules en voie de régression.

Voyons maintenant les observations cliniques recueillies sur l'homme.

Étudions d'abord les faits publiés, nous examinerons ensuite quel est le mode de transmission.

I. — Charrin, en 1873, publie le cas d'une femme de vingt-neuf ans qui avait accouché à la Maternité, vers le milieu du septième mois de sa grossesse, d'une petite fille très faible, pesant 1,100 grammes. L'enfant avait un ventre énorme, et, par la palpation, on constatait de la fluctuation et quelques nodosités profondes. Décès au bout de trois jours.

Autopsie : Nombreuses granulations miliaires le long des vaisseaux. Les ganglions mésentériques hypertrophiés étaient presque caséeux; la rate, le foie, étaient farcis de tubercules. Dans les poumons, on ne trouve que quelques granulations grises. Le début de la tuberculose chez la mère paraissait remonter seulement au quatrième mois de la grossesse actuelle (*Lyon médical*, 1873).

II. — Une fille, née à terme d'une mère phtisique, succombe neuf jours après sa naissance. A l'autopsie, on trouva deux cavernules dans le bord postérieur du lobe inférieur du poumon droit rempli de matières caséuses. L'examen histologique de ces cavernes fut fait, et il démontra la nature tuberculeuse de ces lésions (Berti, *Bolletino delle scienze mediche de Bologne*, 1862).

III. — Une mère atteinte de pleurésie en 1885 eut consécutivement un catarrhe broncho-pulmonaire et une infiltration des sommets, puis une laryngite ulcéreuse, et au mois d'octobre on dut la nourrir à la sonde. Elle était devenue enceinte au mois de février; l'enfant naquit le 4 novembre et la mère mourut le 6 d'épuisement. L'autopsie montra des cavernes et de la tuberculose miliaire des poumons. L'enfant, chétif, présentait au palais osseux une tumeur jaunâtre de la grosseur d'un pois; après deux jours, cette tumeur se fondit en se vidant d'un pus caséeux. L'enfant mourut rapidement.

Autopsie : Poumons intacts, foyer caséeux dans le palais, os infiltrées, caséification des ganglions du cou, foyer caséeux derrière l'articulation de la hanche du côté gauche (Merkel, cité par Ollendorf, *Hereditat der Lugen tuberculose*, in *Zeitschrift für Klin. med.*, 1886, t. VIII).

IV. — Un enfant de seize jours, né de mère tuberculeuse, est affecté à la fois d'un abcès tuberculeux simple et d'une tuberculose osseuse. Lannelongue ne peut pas admettre qu'une contagion après la naissance ait pu produire ces lésions (Lannelongue, *Études sur la tub. de Verneuil*, 1er fasc., p. 75, obs. XII).

V. — Jacobi cite ce fait comme exemple de tuberculose congénitale héréditaire : Un fœtus né au septième mois d'une phtisique avancée, qui mourut trois semaines après, présentait à la surface du foie, sur le péritoine hépatique, dans la rate, dans la plèvre pulmonaire droite, un grand nombre de granulations tuberculeuses (*Congrès de la tub.*, 1891).

VI. — On peut également citer l'observation X de Lannelongue. Dans ce cas, la tuberculose osseuse existait moins de quinze jours après sa naissance, époque à laquelle on l'a constatée.

VII. — Birch-Hirschfeld rapporte le cas d'un fœtus enlevé de l'utérus d'une phtisique quelques instants avant sa mort, avec un placenta intact. Des fragments du foie, de la rate et des reins du fœtus, inoculés à des cobayes, y développèrent de la tuberculose, bien qu'on y eût pas trouvé de bacilles ; en revanche, les villosités placentaires en étaient infiltrées.

Il est possible qu'il y ait souvent une infection congénitale qui n'est autre chose que de la tuberculose latente, et qui passe pour une prédisposition héréditaire, alors que l'imprégnation est déjà faite. La tuberculose peut rester somnolente jusqu'au jour où une maladie aiguë la fait éclater.

VIII. — Autre observation de Birch-Hirschfeld, que nous rapportons plus loin.

IX. — L'observation suivante, de Ricard, n'est pas aussi probante que les précédentes, mais il y a une telle coïncidence de faits, que nous croyons devoir la rapporter :

Joséphine S..., âgée de cinq ans, est amenée à l'Hôtel-Dieu, dans les salles de M. Verneuil, pour une tuméfaction indolente apparue depuis un mois à la racine de l'index droit : il s'agit d'une ostéite tuberculeuse de la première phalange de l'index. L'enfant est petite, pâle, d'apparence chétive ; elle présente quelques ganglions dans la région sous-maxillaire droite. Il y a trois ans, elle a eu sur le dos de la main une tuméfaction diffuse indolente qui s'est percée dans le voisinage de l'articulation métacarpo-phalangienne de l'index.

L'interrogatoire du père fournit un renseignement qui semble éclairer l'étiologie de ce cas. La mère a toujours été saine, mais le père présentait, quand la malade a été conçue, un volumineux abcès froid dans la région poplitée droite ; il ne se ferma qu'après six mois de traitement, et était fermé quand l'enfant naquit.

La maladie n'a-t-elle pas été transmise directement du père à la fille ? Ce n'est qu'une hypothèse : si elle était admise, elle prouverait qu'un père en puissance de tuberculose locale est infecté dans tout l'organisme et doit s'abstenir de procréer jusqu'à guérison.

Comment se fait la transmission de la tuberculose à l'enfant? Les diverses voies d'infection peuvent être, du côté du père, le sperme et les spermatozoïdes ; du côté de la mère, l'ovule d'abord, et ensuite le placenta.

Examinons d'abord la source paternelle.

L'hérédité existe-t-elle par transmission directe de la graine tuberculeuse paternelle sans contamination de la mère ? En un mot, existe-t-il des cas de tuberculisation imputables au sperme ? Pour cela, il fallait démontrer que le sperme des sujets tuberculeux est tuberculisant, il fallait arriver à produire les lésions tuberculeuses par inoculation isolée du sperme d'un tuberculeux.

Des observations nettes de pareils faits sont difficiles à apporter. En effet, examinons celles que citent Landouzy et Martin à l'appui de la transmissibité directe de la tuberculose du père à l'enfant.

Le sujet observé est tuberculeux, il est indemne de toute localisation génito-urinaire de sa tuberculose. Il est devenu père de cinq enfants, dont quatre sont morts rapidement de la tuberculose avérée ; lui-même a succombé dans une station méditerranéenne aux progrès de sa tuberculose. La jeune veuve est restée et reste actuellement indemne de toute espèce de manifestation qui puisse même être suspectée de nature tuberculeuse. En dépit de 5 grossesses subintrantes (cinq grossesses en sept ans), en dépit des mauvaises conditions morales et physiques dans lesquelles la mettait la cohabitation maritale, les inquiétudes que lui causait la santé de son mari, le chagrin que lui apportait la perte successive de ses enfants, cette femme est restée saine et bien portante.

Landouzy et Martin se demandent si, dans ce cas, la tuberculose ne descend pas directement de l'hérédité paternelle ? Les quatre enfants ne doivent-ils pas leur mort de tuberculose à ce fait qu'ils étaient nés, non pas tuberculisables, mais tuberculisés par un père tuberculeux pulmonaire dont le sperme aurait pu, par imprégnation directe, tuberculiser l'ovule maternel ?

Évidemment, l'explication de ces phénomènes par la transmission directe paternelle ne pouvait être qu'une hypothèse. Pour qu'elle devienne certitude, il aurait fallu que, dès la naissance de l'enfant (la mère ayant été démontrée ultérieurement indemne de toute tare tuberculeuse, soit personnelle, soit du côté de ses ascendants), on eût constaté la présence d'accidents tuberculeux avant toute possibilité de transmission externe. Or, dans ce cas, la possibilité de la transmission de la tuberculose par les causes externes, par la cohabitation avec un tuberculeux, ne pouvait être écartée, si nette d'ailleurs que fût le reste de l'observation. Et cette dernière objection ne pouvait être écartée que par des recherches expérimentales.

Ces recherches, Martin et Landouzy les ont entreprises. Leur première expérience à ce sujet fut absolument négative.

Le 8 août 1883, s'entourant de toutes les précautions nécessaires, ils prennent un cobaye tuberculisé (ainsi que le démontra l'autopsie); le cobaye est tué par strangulation, et son sperme, pris directement dans les vésicules séminales, est injecté à la dose de deux seringues du mélange du liquide spermatique et d'eau salée dans le péritoine d'un autre cobaye.

Cette première expérience fut négative, et, cinq mois après, l'autopsie du cobaye ne montrait aucune trace de tuberculose.

Dans une seconde expérience (18 août 1883), le sperme est pris sur un cobaye en train de mourir de tuberculose. On inocule deux cobayes avec le sperme pris dans ses vésicules, et deux cobayes avec le pulpe de son testicule gauche. Dix-huit mois après l'inoculation, le premier cobaye fut autopsié sans qu'on trouvât aucune trace de tuberculose, mais le second mourut trois mois après et son autopsie révéla la présence indiscutable de la tuberculose : la rate était semée de granulations jaunes, le foie était rempli de granulations miliaires, grises, typiques, les ganglions mésentériques étaient volumineux, caséeux à leur centre. La pulpe d'un ganglion mésentérique, introduite dans le péritoine d'un cobaye sain, lui occasionna, en neuf jours, une tuberculose généralisée à laquelle il succomba.

Une seconde expérience donna des résultats encore plus intéressants :

Le 12 novembre, on injecte dans le péritoine de deux cobayes sains le sperme d'un cobaye tuberculeux et seizième terme d'une série tuberculeuse. Le premier mourut quelques jours après de péritonite simple ; le second ne mourut qu'un mois et demi après, et à l'autopsie on trouva « la plus belle tuberculose généralisée que l'on puisse voir. »

Une troisième expérience fut tentée, partant d'un sujet qui n'était que le premier terme d'une série tuberculeuse. On inocule deux cobayes avec son sperme.

Le premier meurt seize jours après : la tuberculose avait envahi tous les viscères abdominaux, mais les poumons étaient encore intacts ; le second meurt quarante jours après l'inoculation, atteint de tuberculose généralisée des plus graves : tous les viscères étaient criblés de granulations tuberculeuses, les poumons en étaient farcis.

Dans une autre expérience, on inocule deux cobayes avec le sperme d'un cobaye, troisième terme d'une série ayant pour point de départ une inoculation de bacilles tuberculeux faites elles-mêmes d'après l'inoculation de colonies obtenues en déposant un fragment de ganglion mésentérique dans un ballon de culture. Des deux inoculés, l'un était indemne un an après, mais l'autre mourut six jours après, en même temps que le quatrième terme de la série inoculée le même jour avec un fragment d'épiploon lardacé du troisième terme. A l'autopsie, les lésions étaient identiques chez les deux animaux inoculés, l'un avec le sperme, l'autre avec l'épiploon : le grand épiploon des deux autopsiés était transformé en un énorme boudin de matière lardacée, le mésentère et le foie étaient émaillés de fines granulations miliaires, mais, vu la rapidité de la mort, les poumons n'étaient pas encore tuberculisés.

Le sperme avait donc été aussi infectieux que le fragment d'épiploon tuberculeux.

« Les sceptiques, nous disent les auteurs de ces expériences, en concluraient bien vite qu'il s'agit là d'une inoculation accidentelle et qu'au sperme s'était mélangé, à notre insu, de la sérosité péritonéale ou du sang... Mais heureusement. et pour la justification de ce fait, l'autre animal, inoculé avec le même sperme, avec la même seringue, a été tué bien portant un an après. Il ne peut donc s'agir d'une inoculation accidentelle. »

Mais on peut se demander alors pourquoi toutes les expériences ne sont pas positives.

Landouzy et Martin rappellent à ce propos que Jani dans ses patientes recherches faites sur des testicules sains en apparence de ses tuberculeux pulmonaires chroniques, ne pouvait trouver qu'un bacille par quatre ou cinq préparations.

Ils pensent donc également que dans le liquide spermatique les bacilles sont très peu nombreux, et comme d'autre part le sperme se mélange mal à l'eau distillée et y forme des grumeaux, il suffit, disent-ils, qu'un grumeau renfermant toute la colonie morbide soit introduit dans le péritoine d'un cobaye pour que celui-ci soit seul tuberculosé avec le même liquide. »

En résumé, quelle que soit l'explication des expériences négatives, il reste un fait indéniablement acquis, c'est que l'injection du sperme de sujets tuberculeux donne la tuberculose, tout comme les produits de caséification de l'organisme.

Ce fait ne doit pas nous surprendre, si nous rappelons que la présence des bacilles a été constatée directement dans le sperme des tuberculeux non atteints de tuberculose testiculaire.

La question paraît donc absolument tranchée en faveur de la possibilité de la transmission de l'hérédité paternelle par la graine tuberculeuse. Mais ce sperme peut-il venir contaminer l'ovule sans s'opposer à son développement, c'est un point qui n'est pas encore éclairci.

« D'après les recherches précédentes, dit Jani, on ne peut douter que, dans la pluralité des cas, des germes tuberculeux puissent être transmis à l'ovule par le sperme d'un phtisique Mais l'ovule est-il véritablement infecté? Ce sont là des questions que l'expérimentation seule pourrait déceler. Il faudrait réussir à engendrer des petits tuberculeux, après injection de sperme tuberculeux très frais d'un lapin dans le vagin d'une lapine, alors l'hérédité tuberculeuse de l'homme serait plus que démontrée. »

Eh bien! cette expérience que Jani demandait pour être convaincu, elle nous est fournie par Baumgarten. Cet auteur a trouvé un ovule porteur d'un bacille, après fécondation artificielle d'une lapine par du sperme de lapin tuberculeux.

La transmission peut-elle se faire directement par voie placentaire de la mère au fœtus ?

A priori, cette question soulève de nombreuses objections. En effet, le sang, on le sait, est un mauvais milieu de culture pour le bacille de Koch, et ce n'est qu'exceptionnellement qu'on peut y constater sa présence.

Cependant l'observation suivante de Schmorl et Birch-Hirschfeld paraît en être un exemple indéniable :

Une femme de vingt-trois ans meurt de tuberculose miliaire. L'opération césarienne permet de retirer un fœtus de sept mois mort. L'autopsie démontre qu'il s'agit pour la mère d'une tuberculose des capsules surrénales ayant infecté consécutivement les ganglions péritonéaux et la citerne de Pecquet. Dans le placenta, quelques hémorragies interstitielles. On rencontre quelques bacilles tuberculeux dans les espaces intervilleux du placenta et dans les vaisseaux du chorion. Le poumon et le foie du fœtus ne contiennent pas de tubercules, mais dans les vaisseaux du foie on peut constater la présence de bacilles tuberculeux. Des portions d'organes fœtaux inoculées aux cobayes y déterminèrent la tuberculose.

Il ne s'agit donc pas ici de transmission de tuberculose de la mère au fœtus, puisque dans les organes de celui-ci il n'y avait pas de tubercule, mais du passage direct du bacille tuberculeux de la mère au fœtus.

Salis a fait des expériences tendant à démontrer que la bactérie charbonneuse peut pénétrer directement dans l'organisme par diapédèse. La transmission du bacille tuberculeux de la mère au fœtus ne pourrait-elle s'effectuer de la même façon?

Le passage direct du germe tuberculeux du sperme dans l'ovaire a de nombreux adhérents.

En dehors de ses expériences de laboratoire, Landouzy appuie cette théorie sur le fait suivant : c'est qu'il a vu des femmes rester saines trois ans après avoir engendré un enfant tuberculeux, puis avoir consécutivement à cette première grossesse plusieurs autres grossesses avortées. On ne peut expliquer ces faits que par la contagion directe de l'ovule par le sperme.

Caudron rappelle que la tuberculose congénitale, de même que la syphilis héréditaire, se développerait volontiers dans l'iris et la choroïde.

Il a examiné une petite fille de trois ans, née de père tuberculeux. A l'ophtalmoscope, on constatait la présence de taches atrophiques et pigmentées, de forme irrégulière, analogues à celles que l'on rencontre dans la choroïdite disséminée ; ces lésions paraissaient d'ancienne date et dues à un processus morbide actuellement enrayé, puisqu'on ne trouvait au pourtour des taches choroïdiennes aucune trace d'un travail progressif de dénutrition.

Le tissu avoisinant était d'apparence saine. La marche inférieure de la papille atrophiée.

Caudron ne croit pas que la nature de ces lésions permette de supposer qu'il s'agisse là d'autre chose que d'une tuberculose congénitale. Or, comme la mère était indemne, il fallait nécessairement que la transmission ait été effectuée par le père.

Malvoz et Brouwier repoussent l'infection directe du fœtus par le sang :

« Le sang, disent-ils, n'est pas l'habitat naturel du bacille de Koch. » Ces faits ont été nettement mis en lumière par le professeur Firket (*Revue de médecine*, 1887). Celui-ci a constaté que, dans plus de la moitié des cas de phtisie vulgaire, les signes anatomiques d'une infection bacillaire du sang faisaient défaut, et que les malades succombaient au progrès de la tuberculose pulmonaire ; les lésions s'étendent à quelques ganglions et surtout au foie par la veine porte, mais on ne les observe pas dans le domaine de la circulation générale.

« Or, pour que le fœtus soit atteint, disent Malvoz et Brouwier, il est de toute nécessité que le sang soit envahi par les agents parasitaires. A cet égard, puisqu'il paraît certain que le micro-organisme virulent n'existe qu'exceptionnellement dans le sang, le fœtus se trouve mieux protégé vis-à-vis du bacille tuberculeux qu'il ne l'est comme dans les maladies, le charbon, la variole, les septicémies dont les parasites sont charriés continuellement par le sang. »

Repoussant l'infection par le sang, Malvoz et Brouwier se rejettent sur une autre hypothèse : ils pensent que, si les bactéries pénètrent jusqu'à l'embryon, ce n'est pas par le fait d'une simple filtration à travers les villosités du chorion, mais par une véritable effraction, grâce aux lésions déterminées par les parasites dans les barrières cellulaires du placenta.

Nelter a prouvé d'une façon péremptoire la transmission intra-utérine de la pneumonie et de l'infection pneumococcique chez l'homme et dans l'espèce animale (*Soc. de biologie*, 9 mars 1889).

Les pneumocoques, comme la plupart des microbes pathogènes, peuvent traverser le placenta et transmettre au fœtus l'infection maternelle. Tandis que des expériences animales chez les rongeurs on peut conclure que ce passage est constant, ayant pour conséquence l'infection pneumonique des embryons, dans l'espèce humaine l'infection pneumonique peut rester locale. Dans ce cas, il n'y a naturellement pas à redouter la contamination ; les cas seraient d'ailleurs les moins habituels, mais la pneumonie n'en reste pas moins un danger pour le fœtus, exposé aux effets de l'hyperthermie et de la surcharge du sang en acide carbonique. Mais la pneumonie est souvent infectieuse. Le sang maternel contient des pneumocoques : on les a trouvés dans les vaisseaux utérins; ils peuvent alors traverser le placenta et arriver dans le sang du fœtus et donner lieu à une infection générale sans détermination inflammatoire locale; la transmission ne peut alors être reconnue que par l'examen bactériologique. Mais, sous l'influence des causes occasionnelles, cette infection peut s'accompagner de déterminations inflammatoires locales diverses et en particulier de la pneumonie.

Et ce qui est vrai pour la pneumonie l'est également pour les manifestations d'origine pneumococcique de même nature. Une méningite suppurée, une endocardite ulcéreuse, primitive à pneumonocoques, peuvent être suivies d'infection de l'enfant.

Il est toujours dangereux dans ces questions-là de conclure par analogie ; mais, avec nos connaissances naturelles sur la transmission du bacille de Koch de la mère au fœtus, du sang de la mère au fœtus, est-il téméraire de faire un rapprochement et de conclure que ce qui se passe pour la pneumonie peut également être vrai pour la tuberculose ?

Deux conditions président à la pénétration de l'agent pathogène dans l'organisme du malade, dit Bosselut (*Méningite tuberculeuse*, thèse Paris, 1888).

Dans l'immense majorité des cas, c'est en venant au monde que le petit être est infecté ; il porte avec lui le germe de sa maladie, et ce germe lui a été transmis par ses parents : peut-être c'est au moment même de la fécondation que la transmission a eu lieu. Cette question qu'il serait si intéressant de résoudre est encore enveloppée de ténèbres.

Si la tuberculose atteint la mère pendant la grossesse, la tuberculose peut être transmise à l'enfant pendant la création utérine par son placenta, le microbe étant arrivé dans le sang de la mère. Certains microbes traversent en effet les vais. seaux. Aucune observation ne démontre ce fait à propos du bacille de Koch ; mais on n'a pu trouver d'une façon expérimentale l'impossibilité de la diapédèse de ce même organisme à travers le filtre placentaire.

Hutinel admet la tuberculose congénitale développée par son placentaire plutôt que datant de la conception ; mais il ne la croit pas fréquente. Elle est rare dans la première année, puisque, sur 220 autopsies d'enfants de quelques mois, il n'a trouvé que 8 cas de lésions tuberculeuses, dont quelques-uns mêmes n'étaient peut-être pas congénitaux. L'affection devient plus fréquente à partir de la première année, ce qui ne cadre pas avec les idées de tuberculose congénitale.

3° FAITS EXPÉRIMENTAUX

Landouzy et Martin ont entrepris des expériences tendant à établir ce fait que, dès sa naissance, l'enfant est porteur de bacilles tuberculeux.

Première expérience. — Le 5 janvier 1883, fœtus de six mois et demi, accouchement prématuré spontané, mère phtisique au troisième degré, succombe quelques jours après. L'enfant, né à onze heures du matin, meurt à cinq du soir ; à l'autopsie, les viscères abdominaux sont sains, absolument sains. Un petit fragment, pris au centre du poumon, avec des précautions minutieuses, est introduit dans le péritoine d'un cobaye, qui quatre mois et demi plus tard, le 16 mai, meurt spontanément et présente une magnifique tuberculose vérifiée par des inoculations en série.

Deuxième expérience. — Le 9 janvier 1883, une femme de vingt-quatre ans, présentant tous les attributs du type vénitien, succombe à une phtisie pulmonaire et laryngée. Elle est enceinte de cinq mois ; trente heures après, autopsie : phtisie laryngée, tuberculose pulmonaire, miliaire et caséeuse, caverne aux sommets.

L'utérus renferme un fœtus d'environ cinq mois. Le fœtus, le placenta maternel et un fragment du poumon maternel sont apportés au laboratoire de la clinique des maladies des enfants, où l'on pratique des inoculations :

a) Un petit fragment de poumon maternel est inoculé dans le péritoine d'un premier cobaye ;

b) Un fragment de placenta, d'aspect sain, est inoculé dans le péritoine d'un deuxième cobaye ;

c) A l'ouverture du fœtus tous les organes paraissent sains, tout à fait sains. On fait les inoculations suivantes :

A un troisième, sérosité péricardique et sang ;

A un quatrième, fragments et poumons ;

A un cinquième, foie ;

A un sixième, pulpe cérébrale.

Résultats positifs pour le premier cobaye : mort en quarante jours, tuberculeux.

Résultats positifs pour le deuxième : mort au bout du même temps.

Le troisième : mort au bout de deux mois, tuberculeux.

Les cobayes 4, 5, 6 vivent encore à ce jour, 27 novembre.

Les recherches de Landouzy et Martin sont concluantes, mais beaucoup d'autres expérimentateurs sont arrivés à des résultats différents.

Vignal, entre autres, n'obtint pas le même succès. A un premier groupe de cobayes, il a inoculé des fragments d'organe de fœtus ou de nouveau-nés issus de mères manifestement tuberculeuses ; à un second groupe, l'inoculation a été pratiquée avec des fragments de placenta, et à un troisième groupe avec des crachats expectorés par les mères ou avec des fragments d'organes de ces dernières.

Or, dans ces deux premiers cas, il y eut toujours résultat négatif.

Sanchez-Toledo avait étudié la question au laboratoire de Strauss et était arrivé aux mêmes résultats négatifs.

L'hérédité de la tuberculose, loin d'être fatale, serait donc excessivement rare.

DEUXIÈME PARTIE

CONTAGION

Nous venons de voir que les faits prouvant péremptoirement la transmission directe du germe des ascendants aux descendants existent aujourd'hui, mais que le nombre de ces faits est encore peu considérable.

Dès lors, c'est à la contagion que nous devons rapporter l'immense majorité des cas de tuberculose.

Pour Wahl, la plupart des cas de tuberculose, considérés jusqu'ici comme héréditaires, ne rentrent pas dans le domaine de l'hérédité ; ils sont les résultats de l'infection dans des circonstances qui n'ont fait que simuler l'hérédité. A presque toutes ces observations, prises sur l'homme et les animaux et attribuées à l'infection directe de par l'ascendant, on peut leur reprocher d'être mal prises, insuffisantes et n'excluant pas la possibilité de l'infection *post partum*.

C'est surtout en étudiant les rapports et les statistiques qu'on voit ces causes d'erreur se multiplier.

La transmission héréditaire de la phtisie, nous disent-ils, existe dans plus de la moitié des cas. L'hérédité tuberculeuse directe des père et mère aux enfants a été constatée dans 82 familles.

L'hérédité transmise du père, de la mère, du grand-père

et de la grand'mère, de l'oncle et de la tante aux descendants existait dans 108 familles sur 214.

Si l'on s'appuyait sur cette étude et qu'on admît ces conclusions, la contagion entrerait pour peu de chose dans l'étiologie de la tuberculose.

Mais ce n'est pas l'hérédité qu'il faut lire, mais bien la contagion par les ascendants ou collatéraux, et alors les faits seront ramenés à leur véritable proportion. En effet, tous ces faits statistiques rapportés à l'hérédité peuvent tous relever de la contagion, et, dans aucun cas, on ne peut prouver que la contagion n'ait pas existé.

Ce serait trop long de prendre les faits les uns après les autres et de les analyser : nous ne développerons qu'un seul argument général.

Nous avons constaté que ces statistiques (sauf celle de Lannelongue et de Zwickh) établissaient la rareté de la tuberculose avant l'âge de deux ans. Eh bien! peut-on prétendre que des enfants nés de parents tuberculeux, c'est-à-dire exposés à des causes constantes de contamination, vivant dans un milieu où pullulent les bacilles, n'aient pas, pendant ce laps de temps, contracté la tuberculose et que cette contamination n'est pas plus probable que la prétendue hérédité?

Si 5 pour 100 des tuberculoses étaient héréditaires, elle se développeraient bien plus fréquemment dans le jeune âge, et, au lieu d'y être exceptionnelles, elles seraient la règle.

On objecte que les enquêtes ont constaté des cas où les enfants issus de parents tuberculeux avaient été, dès leur naissance, isolés de leurs parents et élevés loin d'eux. Mais on n'a pas établi que, même en admettant que depuis leur naissance ces enfants n'aient eu aucun contact avec leurs parents, le milieu dans lequel ils étaient élevés fût exempt de tuberculose.

La contagion est aujourd'hui admise par tout le monde.

mais quelques auteurs ont voulu en réduire l'importance et la considérer comme exceptionnelle.

C'est ainsi que Théodore Williams, médecin du Consomption Hospital, de Brompton, lisait à la Britisch medical Association un important travail sur la contagion hospitalière et montrait que dans la période s'étendant de 1846 (fondation de l'hôpital, qui comprend aujourd'hui 240 lits occupés en majorité par des phtisiques) jusqu'en 1882, on n'avait observé dans le personnel (médecins, assistants de cliniques, matrones et dames surintendantes, gardes-malades, infirmières, concierges, porteurs, pharmaciens, médecins et assistants non résidants, chargés des soins de ces malades) qu'un nombre absolument minime de phtisie, encore qu'on n'eût pris aucune espèce de mesure pour la désinfection.

En 1889, M. Leudet, dans une communication à l'Académie de médecine sur l'étiologie de la phtisie pulmonaire, dit qu'il a observé ce que devenaient les conjoints survivants des phtisiques observés depuis vingt-cinq ans.

Sur 112 veufs ou veuves, la grande majorité sont indemnes de tuberculose ou sont morts d'autres maladies, 7 seulement ont contracté la phtisie et 4 vivent encore, 80 ménages étaient sains et 18 n'ont pas eu d'enfants, 35 ont eu des enfants bien portants et 27 des enfants tuberculeux.

M. Leudet conclut que, dans la classe aisée, la contagion de la phtisie est rare.

Ces travaux sont à considérer, mais ils ne prouvent rien contre la contagion ou sa fréquence ; ils peuvent simplement servir à établir que, pour des causes que nous ignorons, la contagion ne pas s'est produite dans beaucoup de cas où elle eût pu se produire.

On pourrait aussi bien établir des faits et des chiffres analogues pour maintes affections que l'on s'entend à considérer comme étant exclusivement produites par contagion

Examinons les conditions dans lesquelles s'effectue la contamination.

Parmi les causes de contagion, la plus énergique serait la cohabitation des époux.

D'après l'enquête de Leudet, sur 213 cas de contagion, la contagion entre conjoints existerait 107 fois. Elle se repartirait ainsi : 64 fois du mari à la femme et 43 fois de la femme au mari.

Nous devons distinguer, selon qu'il s'agit d'individus appartenant à la classe pauvre ou à la classe aisée.

Dans la classe aisée, la contagion de l'époux tuberculeux au survivant paraît n'avoir lieu qu'une fois sur 10, ce qui entraînerait encore 2,500 décès annuels, par suite de contagion conjugale. Cette proportion est notablement plus élevée dans la classe pauvre. La contagion dans ces cas est favorisée par la communauté du lit et de la chambre pendant la période de consomption de l'époux tuberculeux, par la mauvaise ventilation et le défaut de propreté de la chambre du malade. La femme, plus sédentaire sinon plus dévouée, est, plus fréquemment que le mari, victime de la contagion.

Cette dernière opinion serait contredite par les observations de Meyerhoff; il cite 11 cas dans lesquels les maris poitrinaires ont transmis la maladie à leurs femmes, et 12 cas où les maris parfaitement sains ont contracté la maladie de leurs femmes. Dans tous ces cas, il n'y avait aucun antécédent héréditaire.

Dans ces 23 observations, on a constaté que les époux habitaient la même chambre, et que la plupart des couples couchaient dans le même lit.

Vallin a étudié la contagion maritale sur 74 ménages : dans 61, l'un des conjoints était tuberculeux, et l'autre indemne ; dans les 13 autres, les deux conjoints devinrent tuberculeux.

Sur ces 61 ménages, 36 fois la femme était tuberculeuse et

le mari sain, 23 fois le mari était tuberculeux et la femme indemne.

L'intervalle écoulé entre l'époque où la tuberculose fut constatée chez le conjoint tuberculeux et chez le conjoint indemne a été :

De 1 à 5 ans	8	familles.
De 6 à 10 ans.	12	—
De 11 à 15 ans	17	—
De 10 à 20 ans	11	—
De 22 à 25 ans	6	—
De 26 à 30 ans	4	—
Au-dessus	2	—

La contamination tuberculeuse est encore fréquente parmi les individus habitant sous le même toit.

L'observation avait déjà été faite pour les animaux.

Les éleveurs avaient remarqué, dit Creighton, que l'introduction d'une bête tuberculeuse dans un troupeau amenait rapidement la dispersion du troupeau, seulement il n'attribuait pas ce fait à la contagion, mais à l'hérédité ; les vétérinaires ne voyaient là que l'effet de la consanguinité, et ils croyaient impossible de l'éliminer sans un renouvellement général. Sachant combien rares sont les cas constatés de tuberculose héréditaire chez les animaux, nous y voyons plutôt la contamination directe d'individu à individu.

Cette contagion serait fréquente dans les familles : entre parents consanguins, elle aurait été observée 73 fois sur 213 cas de contagion, dont 38 fois entre frères ou sœurs, 19 fois entre enfants et parents, 16 fois entre parents éloignés (Leudet).

Smith évalue à 23 pour 100 de tous les tuberculeux le nombre de frères et de sœurs atteints de la même maladie.

« Dans les petites villes, écrivait Hanot, on a pu constater la généralisation de la maladie à un grand nombre de membres de la famille déshéritées. »

Pour vérifier cliniquement ces diverses opinions, il a séparé en plusieurs catégories les familles ayant présenté plusieurs enfants tuberculeux : Une première catégorie comprend quinze familles dont le père ou la mère étaient tuberculeux et dont les enfants sont devenus tuberculeux dans un espace de temps variant d'un à dix-neuf ans. Ces familles présentaient 31 enfants tuberculeux sur un total de 57 enfants.

Dans l'espace de temps ci-dessus indiqué, 9 familles présentèrent 2 enfants tuberculeux ; 3 familles, 3 tuberculeux ; une famille, 4 tuberculeux. Il faut ajouter que le nombre des enfants par famille était exceptionnellement élevé :

Ainsi,	5	familles avaient	2	enfants.
	5	—	3	—
	3	—	4	—
	1	—	5	—
	1	—	6	—
	1	—	9	—

L'étude de l'âge auquel les parents devinrent tuberculeux donne une moyenne de quarante-trois ans pour les pères et de cinquante ans pour les mères. Les enfants de ces ascendants tuberculeux âgés étaient pour la plupart d'un âge assez avancé. Ainsi l'âge a été consigné exactement dans le tableau suivant pour la plupart d'entre eux :

1	enfant devint	tuberculeux de	6 à 9	ans.
2	—	—	10 à 14	—
10	—	—	15 à 19	—
8	—	—	20 à 24	—
6	—	—	25 à 29	—
2	—	—	30 à 34	—

Ces recherches statistiques *donnent un résultat à l'appui des contagions*, puisque les parents et les enfants ont été atteints de la phtisie à des époques peu éloignées. Cette remarque est surtout vraie pour les enfants. Ainsi :

2 familles ont vu plusieurs de leurs enfants atteints en 3 ans.			
3	—	—	4 —
5	—	—	5 —
1	—	—	6 —
2	—	—	7 —
2	—	—	8 —

La deuxième catégorie établie plus haut comprend 18 familles dont les pères et les mères n'étaient pas tuberculeux, par conséquent où l'hérédité directe faisait défaut ; mais 4 de ces familles avaient, ou bien dans une génération antérieure des tuberculeux, ou bien parmi les collatéraux, oncle ou tante.

Ces 18 familles offraient, sur 67 enfants, 49 tuberculeux.

Les enfants tuberculeux étaient en général peu âgés. Ainsi :

4 enfants	avaient de	10 à 14	ans.
6	—	15 à 19	—
7	—	20 à 24	—
8	—	25 à 29	—
1	—	35 à 39	—
1	—	40 à 45	—
1	—	58 ans.	

Le temps écoulé entre le développement de la tuberculose chez les enfants a été de :

2 ans	dans	2	familles.
3	—	3	—
4	—	4	—
5	—	5	—
6	—	1	—
7	—	2	—
8	—	1	—

Un mode de contagion que Lannelongue croit très fréquent dans l'enfance, c'est la contagion par l'alimentation. Le lait paraît être le véhicule de l'agent infectieux.

Baumgarten et Gerlach ont démontré que très souvent le lait des vaches phtisiques renferme des bacilles. Toutefois ce fait n'est pas constant, et Niepce affirme que, dans la moitié des cas à peu près, le lait ne contient pas de bacilles, lorsque le pis lui-même n'est pas tuberculeux.

Gallavardin proclame l'innocuité absolue du lait de vache tuberculeuse. Il a possédé pendant dix ans une vache tuberculeuse qui avait toujours donné un lait excellent dont il se nourrissait lui et sa famille. Bien plus, son lait servait à nourrir une petite fille de quatre ans atteinte de phtisie pulmonaire ; et, au lieu de voir sa situation s'aggraver, il se produisit une amélioration qui est presque la guérison ; cependant elle prenait le lait cru et non bouilli.

Le lait des mères ou nourrices phtisiques est un agent de transmission analogue.

Charrin et Karth ont émis à cet égard une opinion qui confirmerait les recherches de Niepce, citées plus haut à propos du lait des vaches tuberculeuses. La virulence du lait de femme serait rare en dehors de la tuberculose du sein.

Cependant les exemples cliniques de transmission de la tuberculose dans ces conditions sont assez rares. En effet, ce mode de contagion ne peut être invoqué dans le cas où la mère tuberculeuse nourrit elle-même son enfant, car l'infection peut alors remonter à la vie intra-utérine.

Cependant Niepce en a cité un exemple remarquable : une nourrice tuberculeuse avec bacilles dans son lait nourrit un enfant né de parents très sains et l'enfant meurt rapidement.

Mais ce ne sont là que quelques causes de la contagion de l'enfance, et le professeur Rulhe, au Congrès de Wiesbaden

(1887), insistait sur le nombre immense de causes contagionnantes auxquelles ils sont soumis.

Parmi ces causes diverses de contagion, le Dr Reisch. de Nuremberg, cite le fait d'une sage-femme phtisique qui aurait contagionné par ses baisers le nourrisson qu'elle élevait et qu'on vit rapidement succomber avec des symptômes de méningite tuberculeuse.

Le Dr Epstein, à l'Asile des enfants trouvés de Prague, a constaté que les enfants des tuberculeux ne le deviennent pas lorsqu'ils sont éloignés de leur famille et confiés aux soins de nourrices saines.

La même observation a été faite par Cornet, aux Orphelinats de Nuremberg et de Munich.

De tels faits montrent que la multiplicité des causes de contagion dans l'entourage de l'enfant facilite la contamination et augmente singulièrement la fréquence de l'éclosion tuberculeuse.

Et la principale source de contamination, pour l'adulte comme pour l'enfant, paraît être dans l'air inspiré. « Il est admis d'une manière générale, disent Charrin et Karth, que ce sont les poussières de l'expectoration desséchée des tuberculeux qui disséminent le bacille. »

Ces poussières, nous les rencontrons même en dehors de l'entourage direct des tuberculeux.

Schnirer s'était fait apporter des raisins dans son laboratoire, et les ayant trouvés couverts de poussière, les lava, puis injecta à trois lapins dans la cavité abdominale 10 centimètres cubes de l'eau utilisée à cet effet. Un des trois lapins mourut de péritonite, les deux autres succombèrent au bout de quarante-cinq et cinquante-huit jours. L'autopsie démontra chez eux une tuberculose dont le point de départ était la piqûre, et qui s'était propagée au péritoine, à la rate, au foie, aux poumons.

D'où venaient les bacilles dans ce cas, sinon des poussières, et ces poussières elles-mêmes provenaient de la rue. Nous voyons donc que le bacille se faufile dans tous ces milieux, et combien multiples sont les causes de contamination.

TROISIÈME PARTIE

PRÉDISPOSITION ET TERRAIN TUBERCULISABLE

Nascuntur poetæ, a-t-on dit. Dans un ordre d'idées tout autres nous pouvons dire : rarement on naît tuberculeux ; la tuberculose, comme l'art oratoire, s'acquiert. Mais si nous avons admis que la source de la tuberculose était dans la contamination, il ne faut point croire qu'elle frappe aveuglément et indistinctement, *æquo pede*, comme la pâle mort, dont elle pourrait être l'emblème ; elle choisit ses victimes, elle opère une sélection : A Sparte, autrefois, on jetait à la mer les enfants chétifs et malingres ; la bacillose semble avoir remplacé les rigueurs de la loi antique, et Benedetti fait de cette affection un utile agent de sélection morbide. « La phtisie pulmonaire, dit-il, est en réalité une des maladies destinées à éliminer ceux qui sont faibles, imparfaits, et par suite inaptes à perpétuer la race humaine dans son intégrité. »

Nous entrons ici dans un nouvel ordre d'idées, et nous avons à examiner les conditions de réceptivité de la tuberculose, les circonstances qui faciliteront son développement dans l'organisme.

Sans en venir à la discussion des faits, si nous nous en tenons aux idées générales, nous pouvons prévoir quelles seront les causes qui faciliteraient dans un tel organisme le développement de l'agent tuberculeux.

Metchnikoff a comparé le corps humain à un vaste champ de bataille ; les ennemis pénètrent de tous côtés sur ce terrain ; mais, dès qu'une porte d'entrée est ouverte à l'ennemi, survient l'inflammation ; l'inflammation, c'est le rappel battu aux défenseurs de l'organisme, les leucocythes. Ceux-ci accourent au point envahi par l'agent infectieux, s'y rassemblent, enserrent l'ennemi dans un cercle, et la bataille se livre. Selon son résultat, les microbes sont chassés par les phagocythes ou bien entrent en vainqueurs dans l'organisme.

Nous pouvons donc prévoir que toute cause débilitante, toute cause qui diminuera la résistance de l'organisme, créera un état prédisposant à l'infection bacillaire.

Donc, on ne naîtrait pas souvent tuberculeux, mais le plus souvent tuberculisable. Et ce que les parents, dans la majorité des cas, transmettraient à leurs enfants, ce n'est pas la tuberculose, mais des droits à la tuberculose.

Quelle est la nature intime de cette prédisposition tuberculeuse ?

Solles croit que les rejetons de tuberculeux portent en eux non pas le bacille transmis directement par les ascendants, mais seulement des spores tuberculeux dont l'évolution sera intimement liée à toute cause affaiblissant l'organisme.

Courmont a cherché à spécifier plus exactement encore la nature de cette prédisposition, et il s'est pour cela adressé aux expériences de laboratoire. Il aurait trouvé un bacille tuberculeux sécrétant des produits solubles qui favoriseraient l'évolution de la tuberculose. En effet, à la suite d'inoculations de ces matières solubles, des cobayes périssaient seize fois plus vite que des cobayes non inoculés.

On subordonne la question d'hérédité et de contagion à la question de receptivité, d'aptitude, de terrain.

Il faut que le microbe rencontre un terrain favorable. Sur 415 individus appartenant à 55 familles, dit Leudet, 55 individus seulement sont devenus tuberculeux; par contre, 360 sont restés indemnes. Il se demande alors quelles sont les conditions qui ont favorisé le développement de la tuberculose chez ces 55 individus, quelles sont celles qui ont préservé les 360 autres.

De ces 55 personnes, 49 étaient connues au point de vue de leur état de santé antérieur. Chez 2, la santé était toujours satisfaisante; 8 ne présentaient aucune affection sérieuse; 7 n'offraient pas le développement organique habituel à leur âge: ils étaient petits, maigres, présentaient ce qu'on appelle vulgairement l'habitus tuberculeux. Plusieurs avaient subi l'influence des causes débilitantes. Chez 5, on notait une vie sans règles, avec abus alcooliques; chez 2, abus sexuels; 15 fois sont consignés la scrofule, le lymphatisme, la leucorrhée; 4 individus avaient été, à plusieurs reprises, atteints de bronchite.

Cette analyse nous montre que les affections qui ont précédé la tuberculose chez le plus grand nombre des malades avaient pour résultat immédiat la débilitation, la misère physiologique de l'individu.

« Sans faire du tempérament lymphatique, nous dit Castan, l'apanage exclusif de la tuberculose, nous croyons que tout praticien consciencieux, à l'abri de toute idée préconçue, sera obligé d'accorder au tempérament lymphatique une prédilection marquée pour la tuberculose; une constitution faible favorise les productions de la tuberculose.

» La plupart des tuberculeux se font remarquer par un caractère commun: ils sont malingres, chétifs, délicats, sujets à des indispositions fréquentes. »

Je sais bien qu'on peut répondre à ceci que les individus sont malingres et chétifs, parce qu'ils sont tuberculeux et que beaucoup de tuberculeux ne sont ni malingres ni chétifs : par exemple les nombreux cas de tuberculose relevés dans l'armée et en particulier dans la garde républicaine.

« En dépit de quelques statistiques contradictoires, nous affirmons que tout individu soumis à l'influence de mauvaises conditions hygiéniques, qui usera ses forces et sa santé dans des travaux exagérés, dans des excès, qui, en un mot, déprimera son organisme, fera de son corps un terrain favorable au développement de la tuberculose. La misère, avec le triste cortège qu'elle amène après elle, agit donc puissamment dans ce sens, et ici nous nous trouvons d'accord avec les relevés de Marc d'Espine, qui nous montre les décès par vice tuberculeux entrer dans la proportion de 6,8 pour 100 dans la classe aisée, et de 23 pour 100 dans la classe pauvre. »

Le bacille a donc besoin, pour se développer dans l'organisme, de trouver des conditions spéciales, un terrain préparé.

Les expériences de laboratoire ne laissent pas de doute à ce sujet : « Si on inocule, dit Conheim, à une série de cobayes ou de lapins des fragments d'égale grosseur d'un seul et même ganglion lymphatique caséeux, en choisissant pour lieu d'inoculation, soit la chambre antérieure de l'œil, soit le péritoine, on verra consécutivement la première poussée tuberculeuse se manifester chez tous les animaux après un temps sensiblement égal et sous une forme très analogue ; mais on constatera dans la marche ultérieure du processus les plus grandes dissemblances imaginables. L'un de ces animaux ne tardera pas plus de cinq semaines à succomber. A l'autopsie, on trouve des nodules ou des points de caséification dans presque tous les organes, dans le péritoine, le foie, la rate, les ganglions lymphatiques, les poumons, les tuniques des vaisseaux, etc.

Un second animal vit plus de deux mois ; un troisième trois mois et même davantage ; chez l'un on trouve, outre la tuberculose oculaire, une infiltration presque complète des poumons par la matière tuberculeuse ; chez l'autre, l'appareil respiratoire est resté presque indemne, tandis que les organes abdominaux sont envahis ; enfin, chez un quatrième animal, on constate bien une destruction de l'œil par une panophtalmie caséeuse ; mais, à tous autres égards, il est bien portant, et lorsque après des mois on le sacrifie, on ne trouve nulle part sauf dans l'œil des lésions tuberculeuses. »

Ces différences ne peuvent s'expliquer que par des conditions différentes de réceptivité dans chaque animal inoculé ; et, suivant le terrain, l'affection tuberculeuse évolue différemment. Les causes que l'on peut considérer comme préparant le terrain, sont, nous dit Jaccoud, toutes les circonstances hygiéniques ou pathologiques capables d'amener à la longue une débilité constitutionnelle définitive.

Leudet a essayé de grouper ces causes au point de vue de leur action différente sur l'aptitude à la tuberculose pulmonaire, et il donne le tableau suivant :

I. — *Maladies donnant une aptitude extrême à la tuberculose pulmonaire.*

Pleurésie. . . 73 p. 100 Glycosurie . . 66 p. 100
Fièvre synoque . . 23 p. 100

II. — *Aptitude fâcheuse à la tuberculose pulmonaire*

Syphilis tertiaire . 23 p. 100 Fièvre typhoïde. . 22 p. 100
Érysipèle . . . . 17 p. 100 Variole . . . . . 16 p. 100
Maladies de la moelle épinière . . . 16 p. 100

III. — *Aptitude moyenne à la tuberculose*

Alcoolisme. . . .	15 p. 100	Paludisme	14 p. 100
Pneumonie. . . .	13 p. 100	Maladie de l'utérus.	13 p. 100
Rhumatisme . . .	12 p. 100	Hystérie	9 p. 100

IV. — *Aptitude minime à la tuberculose pulmonaire*

Maladies du tube digestif	7 p. 100
Maladies des reins.	5 p. 100
Bronchite, emphysème pulmonaire	4 p. 100
Maladies du cœur.	4 p. 100
Maladies du cerveau.	4 p. 100

Nous voyons signalé dans ce tableau le paludisme, avec une proportion élevée de 14 pour 100 ; cependant des recherches ultérieures (*Congrès de la tuberculose*, Paris, 1886) semblent avoir établi entre la tuberculose et le paludisme un antagonisme. On connait d'autres antagonismes bacillaires, ainsi les chirurgiens ont remarqué depuis longtemps qu'il y avait un antagonisme indéniable entre le lupus et l'érysipèle ; ils ont constaté très souvent la disparition complète de ces tuberculoses cutanées, à la suite d'un érysipèle accidentellement contracté. On a même proposé, comme mode de traitement du lupus, l'inoculation érysipélateuse, l'inoculation du microbe de Felheisen.

Il existerait de même un antagonisme entre la tuberculose et le paludisme ; celui-ci rendrait l'organisme réfractaire au développement du bacille de Koch.

Pidoux a montré que, chez les arthritiques, la tuberculose avait une marche lente ; son évolution paraissait atténuée. Sokolowski a observé des tuberculeux chez qui survenaient des phénomènes d'arthritisme, et il a vu dans ces cas la phtisie guérir ou s'indurer, les malades engraisser.

Il paraît y avoir, non pas un antagonisme absolu entre l'arthritisme et la tuberculose ; cependant le terrain arthritique paraît être un milieu de culture défavorable au développement du bacille de Koch.

Par contre, nous ne trouvons pas la scrofule dans ce tableau. C'est qu'en effet la scrofule est une affection en train de se démembrer, une diathèse qui de jour en jour tend à se confondre avec la tuberculose. Déjà il a été démontré que la plupart de ses lésions osseuses et une bonne partie de ses affections ganglionnaires ne sont en réalité qu'une manifestation de la tuberculose, et si, au point de vue clinique, la scrofule persiste comme un état tuberculeux intermédiaire, au point de vue anatomo-pathologique son existence devient de jour en jour des plus problématiques.

Snell et Busi ont étudié la fréquence de la tuberculose chez les aliénés.

D'après Busi, les mélancolies accusées, avec refus de nourriture, prédisposent particulièrement à la tuberculose. Dans 20 pour 100 des cas, on trouvait une prédisposition héréditaire.

Snell, sur 1,240 cas d'aliénation mentale, a constaté 322 cas de phtisie, soit 25,9 pour 100. Elle se rencontre surtout dans la démence mélancolique, 41 pour 100 ; dans la mélancolie, 39°7 pour 100 ; dans les démences secondaires sans mélancolie, 39,6 pour 100.

RÉSUMÉ ET CONCLUSIONS

Nous voyons donc qu'à l'heure actuelle la contamination directe *ab ingestis*, par inhalation ou par inoculation, est la cause la plus fréquente de la tuberculose.

Mais les dernières recherches faites sur l'hérédité de la tuberculose montrent que la transmission de la graine du père ou de la mère au fœtus est indéniable.

Cette transmission peut s'effectuer, soit par le sperme, si le père seul est atteint, soit directement par le passage du bacille du sang de la mère au fœtus, si celle-ci est contaminée.

Les observations de ce genre sont, il est vrai, rares encore, mais elles prouvent l'existence de ce mode de transmission.

Le terrain tuberculisable est préparé par toute cause diminuant la résistance de l'organisme ; la transmission d'une prédisposition proprement dite est une hypothèse qui n'est pas démontrée.

BIBLIOGRAPHIE

Aubert. — Étiologie et prophylaxie de la scrofule dans la première enfance (Rev. mens. des maladies de l'enfance, 1886).

Baumgarten. — Ueber latente tuberculose (Volkman's Sammlung, 1880, nº 21 ; Zeitsch. f. klin. med. 1883, VI, p. 71).

— Experimentelle und patholigisch anatomische Untersuchungen über Tuberkulose (Zeitsch. f. klin med., t. IX et X, 1885).

Bell. — L'étiologie de la phtisie pulmonaire (Northwestern Lancet, 1890).

Berti. — Intorno alla possibilita di processi tisiogeni congeniti (Bolletino delle scienze mediche di Bologna, 1882, p. 29).

Birch-Hirschfeld. — La prédisposition à l'infection tuberculeuse (Wien. med. Blatter, nº 17, 1891).

Bosselut. — Contribution à l'étude de la méningite tuberculeuse chez les jeunes enfants âgés de moins de deux ans (Thèse de Paris, 1888).

Castan. — Traité élémentaire des diathèses (Montpellier, 1867).

Caudron. — Tares héréditaires, tuberculose et syphilis (Rev. génér. d'ophtalmol., 31 mars 1887).

Charrin. — Tuberculose congénitale chez un fœtus de sept mois et demi (Lyon médical, 1873, nº 14, vol. XIII, p. 205).

Cornet (G.). — Die Verbreitung der Tuberkelbacillus ausserhalb des Körpus (Koch und Flügge Zeitsch. f. Hygiene, 1888, t. V, p. 191-332 ; analysé in Arch. de méd. expériment. d'anat. path., janvier 1889).

Creighton. — The Heredity of Tuberculosis Lancet, t. I, p. 1205, 1887).

Councilman. — La prédisposition à la tuberculose (New-York med. journ., p. 421, 21 avril 1888).

Csokor. — Transmission de la tuberculose de la mère au fœtus (Société de médecine de Vienne, 23 janvier 1891).

DAMASCHINO. — Not. sur la tuberc. des enfants à la mamelle. (Soc. méd. des hôpit., 1886, p. 193).

DEMURE. — Beitrage zur Tuberkulose der Kindersalters (Wiener med. Blätter, t. IX, p. 1545-1577, 1887).

DONNALDSON (F.). — Heredity in Tuberculose and its prophylactic treatement (Trans. amer. Climat. Ass., t. IV, p. 3, 1887).

Editor of the Lancet : Sur la tuberculose héréditaire (Lancet, t. I, p. 1140, 1887).

FERRAND (de Paris). — Quelques faits relatifs à l'hérédité de la tuberculose dans les familles (Congrès de la tuberc., 1888, séance du 28 juillet matin, et Semaine méd., 1888, p. 298).

FILLEAU et PETIT (Léon). — Les candidats à la phtisie (Bull. de la phtisie pulm., n° 5, juin 1888).

FIRKET. — Étude sur les conditions anatomiques de l'hérédité de la tuberculose (Rev. de méd., 1887, I, p. 15).

FRŒBELIUS. — Ueber die Haufigkeit des Tuberculose und die haupsächlichen Localisationen in zartesten Kindersalter (Jahrb. f. Kinderheilk., t. XXIV, p. 47, 1886).

FODOR (Von). — Deutsche med. Woch., 1889, p. 617.

GABRYLAWICZ. — Étiologie et traitement de la phtisie chronique (Wien. med. Woch., 31 janvier 1891).

GALLAVARDIN. — Inocuité du lait et de la viande de vache tuberculeuse (Lyon médical).

GALTIER et ARLOING. — Hérédité de la tuberculose animale (Congrès de la tuberc , 1888, séance du 28 juillet mat. ; Semaine méd., p. 297, 1888).

GIOVANNI (De). — Sur la prédisposition à la tuberculose (Bulletin méd., 1887).

GRANCHER et HUTINEL. — Art. Phtisie du Dict. des sc. méd (p. 546 et suiv.).

GREENOUGH. — Heredity of Tuberculosis (Philadelphia med. Times, 1886-87, june, p. 599.

HANOT. — États constitutionnels et traumatismes dans leurs rapports avec la tuberculose (Gaz. hed., n°s 34 et 35, 1888).

— Art. Phtisie du Nouveau Dict. de méd. et de chir., vol. XXVII.

HAUSHALLER et THREBAUT. — L'hérédité de la tuberculose étudiée à la consultation de l'hôpital civil (Revue médicale de l'Est, 1 et 2, 1891).

HELLER. — Erblickeit der Tuberculose (Congrès de Copenhague, section de path. gén. et anat. path., vol. I, p, 27).

HERRGOTT. — Tuberculose et gestation (Revue méd. de l'Est, p. 15, 1891).

HERSTEN (Van). — Hérédité tuberculeuse paternelle (Congrès de la tuberculose, séance du 30 juillet matin, 1888 ; Semaine méd., 1888, p. 301).

HUTINEL. — De l'hérédité de la tuberculose. Leçon clinique (Semaine méd., 1889, p. 229).

JANI (Curt).— Sur la présence des bacilles tuberculeux dans l'appareil génital sain des tuberculeux pulmonaires (Arch. de Virchow, t. CIII, p. 522, 1886).

JOHNE. — Un cas non douteux de tuberculose congénitale (Wiener mediz. Blätter, n° 15, 9 avril 1885).

KELLER. — Congrès de Copenhague, 1884, p. 27.

KOCH. — Mittheilungen aus dem kais (Gesundheisamte, t. II, p. 86).

KOUBASSOF. — Passage des microbes pathogènes de la mère au fœtus (Compte rendu de l'Acad. des sciences, 9 fév. 1885, vol. C, p. 372).

LANDOUZY. — De la fréquence de la tuberculose du premier âge (Rev. de méd., 1887, n° 5, p. 383-393).

— De l'opportunité tuberculeuse innée et acquise (Congrès de la tuberc., 1888, séance du 31 juillet matin, et Semaine méd., p. 302, 1888).

— Hérédité tuberculeuse paternelle (Congrès de tuberc., séance du 30 juillet matin, et Semaine méd., 1888, p. 301).

— La première enfance envisagée comme milieu organique dans ses rapports avec la tuberculose (Congrès de la tuberc., 1888. Gaz. heb., n°s 31 et 32, 1888).

— Hérédité tuberculeuse, hérédité de graine et d'état diathésique (Revue de médecine, 11 mai 1891).

LANDOUZY et MARTIN. — Faits cliniques et expérimentaux pour servir à l'histoire de l'hérédité tuberculeuse (Rev. de méd., décembre 1883).

— Sur quelques faits expérimentaux relatifs à l'histoire de l'hérédo-tuberculose (Étude exp. et clin. sur la tuberc., t. I, p. 59, 1887).

LANDOUZY et QUEYRAT. — Notes sur la tuberculose infantile (Soc. méd. des hôpit., 1886, p. 169).

LANNELONGUE. — De la tuberculose externe congénitale et précoce (Études expér. et clin. sur la tuberc., 1887, p. 75).

LA TORRE. — Hérédité tuberculeuse et grossesse (Congrès de la tuberc., séance du 26 juillet soir ; Semaine méd., p. 295 1888).

— Influence de l'hérédité morbide sur le développement du fœtus. (4e réunion de la Soc. ital. d'obstét. et de gynéc., septembre 1888; Sem. méd., p. 354, 1888).

LE GENDRE. — La tuberculose du premier âge et l'hérédo-tuberculose (Union médicale, 1886, n° 147, p. 609-703).

LEROUX. — La tuberculose du premier âge (Études expér. et clin. sur la tuberc., t. II, p. 1).

LEUDET. — La tuberculose pulmonaire dans les familles (Bull. de l'Acad. de méd., 1885, p. 532).

LEYDEN. — Zeitschrift f. Klin. med., 1884, t. VIII, p. 386.

MAFUCCI. — Contribuzione sperimentale alla patologia delle infezioni della vita embrionale (Rivista internazionale, anno IV, 1887).

— Ueber die tuberculöse Infection der Hühuerembryonen (Centralbl. f. Bakt. u. Paros., t, V, 1889, p. 237).

MALVOZ. — Hérédité de la tuberculose (Congrès de la tuberc., 28 juillet matin, et Sem. méd., p. 298, 1888).

MALVOZ et BROUWIER. — Deux cas de tuberculose bacillaire congénitale (Annales de l'Institut Pasteur, 1889, n° 4).

MEYER. — Hérédité et contagion de la tuberculose (Thèse de Lyon, 1890).

NIEPCE. — De la contagion, de la transmissibilité de la tuberculose, etc. (Grenoble, 1886).

NOCARD. — Communication écrite, citée par Sanchez-Toledo.

OLLENDORFF. — Heredität der Lungen tuberculose (Zeitsch. f. Klin. med., 1884, t. VIII, p. 559).

PETER. — Les causes de la tuberculose (Union médicale, 1891).

PRAUSNITZ. — Propagation de la tuberculose par les voyageurs de chemin de fer (Arch. für Hyg., 15 juin 1891).

PYE SMITH. — Discussion sur l'étiologie de la phtisie (Brit. med. Journ., 19 octobre 1891).

QUEYRAT. — Contribution à l'étude de la tuberculose du premier âge (Thèse de Paris, 1886).

RIFFEL. – L'hérédité de la phtisie et son processus tuberculeux démontrés par la statistique et la pratique (Carlsruhe; in-8°, 1891).

RICARD. — Observat. pouvant servir à l'étiologie de la tuberculose congénitale (Études exp. sur la tuberc., par Verneuil, 1889, t. III, p. 169).

RICOCHON. — Les familles de tuberculeux (Poitou médical, 1er octobre 1888).

— Les familles de tuberculeux (Congrès de la tuberculose, 1888, séance du 28 juillet matin, et Sem. méd., p. 298, 1888).

RUHLE. — Zur Heredität der Tuberculose (Verhandl. d. Congr. f. innere Medicin, 1887, p. 77-81).

SANCHEZ-TOLEDO. — Recherches exp. sur la transmission de la tuberculose de la mère au fœtus (Archives de méd. exp., 1889).

SCHNIRER. — Propagation des bacilles tuberculeux (Wien. med. Presse, 1891, n° 1).

SCHMORL et BIRCH-HIRSCHFELD. — Passage des bacilles tuberculeux du sang maternel au fœtus (Zieglers Beitrage zur Path. Anat., IX, 428, 1891).

SOKOLOWSKI. — Rapports entre la diathèse arthritique et la tuberculose pulmonaire (Deuts. Arch. f. Klin. med., 1891, p. 558).

SICH. — Die Erblichkeit und Heillerkeit der Tuberculose (Beits. z. path. Anat. u. exp. path., 1887, p. 219-229).

SCHWER. — Analysé in Revue mens. des maladies de l'enfance, 1886, p. 182.

SOLLES. — Hérédité de la tuberculose chez le cobaye (Congrès de la tuberc., 1888, séance du 28 juillet matin; Sem. méd., p. 297, 1888).

VALLIN. — Rapport sur l'enquête concernant la contagion de la phtisie Bull. et méd. de la Soc. méd. des hôp., 1886, p. 72).

VIGNAL et HUTINEL. — Sur l'hérédité de la tuberculose (Congrès de la tuberc. Gazette des hôpitaux, 30 juillet 1891).

VILLEMIN. — Communications à l'Académie de médecine 1865-1866.

VIRCHOW. — Congrès des Soc. méd. de Copenhague, 1884, section d'anatomie path. et de path. gén., p. 30.

WAHL. — Ueber den gegenwärtigen Stand der Erblichkeitsfrage in der Lehre von der Tuberculose Deutsche med. Woch., 1885, p. 3).

WEST. — Leçons sur les maladies des enfants, p. 597.

WOLFF (Max). — Ueber erbliche Uebertragung parasitärer Organismen (Virchow's Archiv, 1886, t. CV, p. 192).

WYSSOKOWITSCH (Von). — Zeitschrift f. Hygiene, 1886, t. I, p. 3.

ZILGIEN. — Le rôle des poussières bacillaires dans la contagion de la tuberculose (Thèse Nancy, 1891).

ZBOROWSKI. — Analyse du rapport d'Ollendorff sur l'hérédité de la tuberculose fait au nom de la Commission nommée par la Société médicale de Berlin (Gaz. hebd. de Montp., juin 1885, et Journal des conn. méd., 1885, p. 238).

ZWICKH. — Mortalité de la tuberculose selon l'âge et le sexe (Wien. med. Woch., 1891).

TABLE DES MATIÈRES

Pages

Introduction VII

Première partie. — Hérédité de la tuberculose 11

1° Étude statistique 12

2° Faits cliniques 18

3° Faits expérimentaux 36

Deuxième partie. — Contagion 38

Troisième partie. — Prédisposition et terrain tuberculisable 48

Résumé et conclusions 55

Bibliographie 57

www.ingramcontent.com/pod-product-compliance
Lightning Source LLC
LaVergne TN
LVHW050431160826
845677LV00002BA/646